中国工程院院士　　　　曾溢滔

上海交通大学特聘教授　曾凡一　　主编

十万个为什么
科学绘本馆
100000whys

食物的旅程

我们吃掉的食物去哪了?

竺映波 文　咕 咚 图

少年儿童出版社

让孩子在艺术中欣赏世界，在科学中理解世界
——《十万个为什么·科学绘本馆》主编寄语

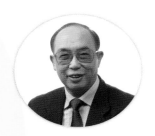

曾溢滔 院士

遗传学家，上海交通大学讲席教授，上海医学遗传研究所首任所长，1994年当选为首批中国工程院院士。长期致力于人类遗传疾病的防治以及分子胚胎学的基础研究和应用研究，我国基因诊断研究和胚胎工程技术的主要开拓者之一。《十万个为什么（第六版）》生命分卷主编。

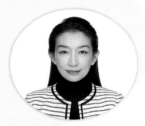

曾凡一 教授

医学遗传学家，上海交通大学特聘教授，上海交通大学医学遗传研究所所长。国家重大研究计划项目首席科学家，教育部长江学者特聘教授，国家杰青。主要从事医学遗传学和干细胞以及哺乳动物胚胎工程的交叉学科研究。《十万个为什么（第六版）》生命分卷副主编，编译《诺贝尔奖与生命科学》《转化医学的艺术——拉斯克医学奖及获奖者感言》等，任上海市科普作家协会副理事长和上海市科学与艺术学会副理事长等社会职务。

《十万个为什么》在中国是家喻户晓的科普图书。1961年，第一版《十万个为什么》由少年儿童出版社出版发行，60余年间，出版了6个版本，成为影响数代新中国少年儿童成长的经典科普读物，被《人民日报》誉为"共和国明天的一块科学基石"，为我国科普事业做出了重大贡献。如何将经典《十万个为什么》图书产品向低龄读者延伸，让这一品牌惠及更为广泛的人群，启发孩子好奇心，满足不同年龄层、不同知识储备的青少年儿童读者需求，成为这一经典品牌面临的机遇与挑战。

科学绘本兼具科学性与艺术性，这种图书形式能够将一些传统认为对儿童来说难以讲述、深奥的科学知识用图像这种形象化、更具吸引力的艺术形式呈现。科学绘本这一科学讲述形式对于少年儿童读者来说，具有极大的吸引力，使少年儿童读者乐意迈出亲近科学的第一步，并形成持续钻研科学的内驱力，在好奇心的驱动之下，他们有意愿阅读更多、更深入、更专业的书籍，在探索科学的道路上披荆斩棘。少年强则中国强，从小接受科学洗礼的孩子们，最终必将为我国的科学事业贡献出自己的力量。

《十万个为什么·科学绘本馆》在以下这些方面力图取得创新。

1.构建绘本中的中国世界，宣传中国价值观，展现中国科技力量。

《十万个为什么·科学绘本馆》中所出现的场景、人物形象立足中国孩子的日常生活，不仅能够让中国儿童在阅读中身临其境、产生共鸣，也有助于中国儿童学习我国的核心价值观与民族文化，建立文化自信。

2.学科体系来源于《十万个为什么（第六版）》的经典学科分类。

《十万个为什么·科学绘本馆》的学科体系为《十万个为什么（第六版）》18册图书的延续与拓展。可分为"发现万物中的科学（数学、物理、化学、建筑与交通、电子与信息、武器与国防、灾难与防护等领域）""冲向宇宙边缘（天文、航空航天等领域）""寻找生命的世界（动物、植物、微生物等领域）""翻开地球的编年史（古生物、能源、地球等领域）""周游人体城市（人体、生命、大脑与认知、医学等领域）"五大领域。

3. 科学绘本故事与"十万个为什么"经典问答的新型融合，由浅到深进入科学，形成科学思维。

《十万个为什么·科学绘本馆》每册一个科学主题。先有逻辑分明的科学故事带领小读者初步了解主题、进入主题，后有逻辑清晰、科学层次分明的"为什么"启发小读者在此主题下发散思维，进一步探索和思考。

4. 遇见——深化——热爱，借助艺术的力量让孩子爱上科学。

在内容架构方面采用树状结构，每册图书均由"科学故事""科学问答""科学艺术互动"三大板块构成。通过科学故事带领儿童了解某一领域的科学主题，并进入主题，对主题产生兴趣；通过科学问答对主题进行演绎，促发科学思维构建；通过《科学艺术互动手册》帮助孩子以动手动脑、艺术探索的方式进一步深化主题，突破传统绘本极限。

5. 科学家、科普作家与插画家的碰撞与创新。

《十万个为什么·科学绘本馆》的创作团队采取了科学家、科普作家以及插画家的模式。绘本的文字部分由来自世界各地的优秀中青年科学家、科普作家担纲创作，插画部分由中国中青年插画家执笔完成，实现了科学严谨、艺术多元的创作理念。

《十万个为什么·科学绘本馆》以科学绘本这种形式，契合当代儿童读者的阅读偏好。以"科学故事""科学问答""科学艺术互动"三步走的架构，构建出对儿童进行科学教育和艺术教育的有效启蒙途径。以覆盖全科学的策划理念为儿童提供多学科学习和跨学科学习的阅读工具。

《十万个为什么·科学绘本馆》将借助数字化时代多样化的技术手段，突破传统图书范畴，以覆盖线上线下的科学绘本课、科学故事会、科学插画展等形式，为我国少年儿童科学普及探索符合时代潮流的新通路。将科学普及工作有效地面向更广阔的人群，特别是广大少年儿童，为实现全民科学素质的根本性提高，推动我国加快建设科技强国、实现高水平科技自立自强做出贡献。

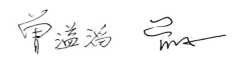

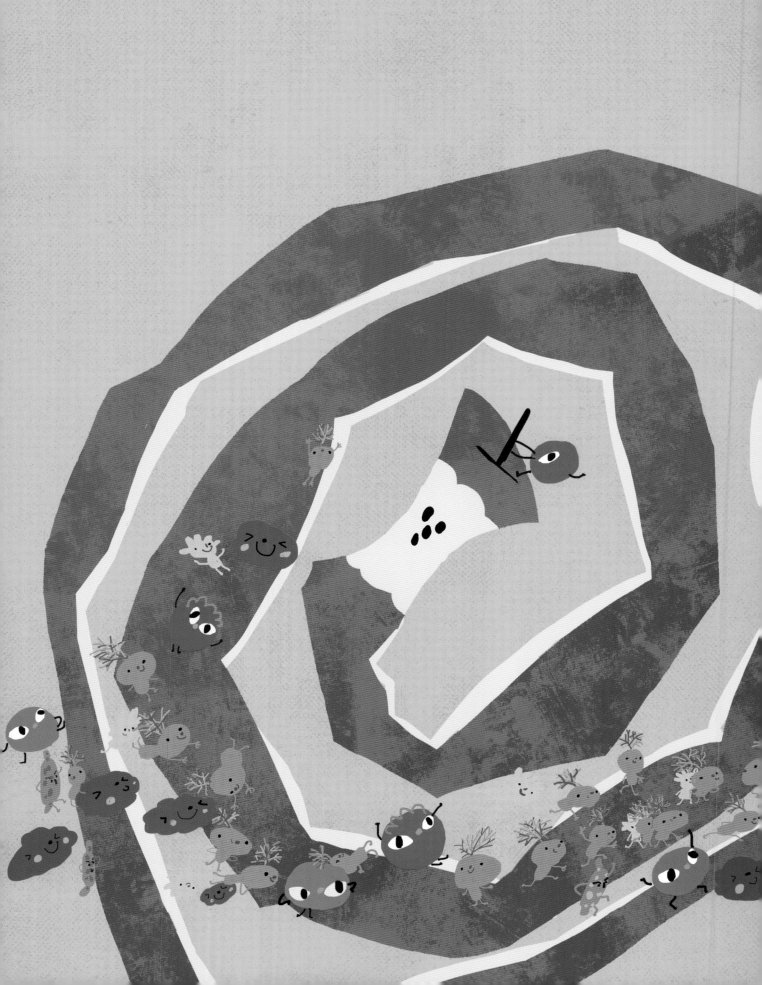

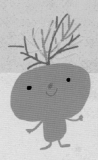

　　我叫纤维，住在苹果国的纤维市，那里很香很香。蛋白质、淀粉和脂肪是我的好朋友，它们就住在不远处的营养市。但今天，妈妈告诉我，我们苹果国要搬家了，大家都会去一个更好的地方。

　　好期待啊！新家会是什么样的呢？

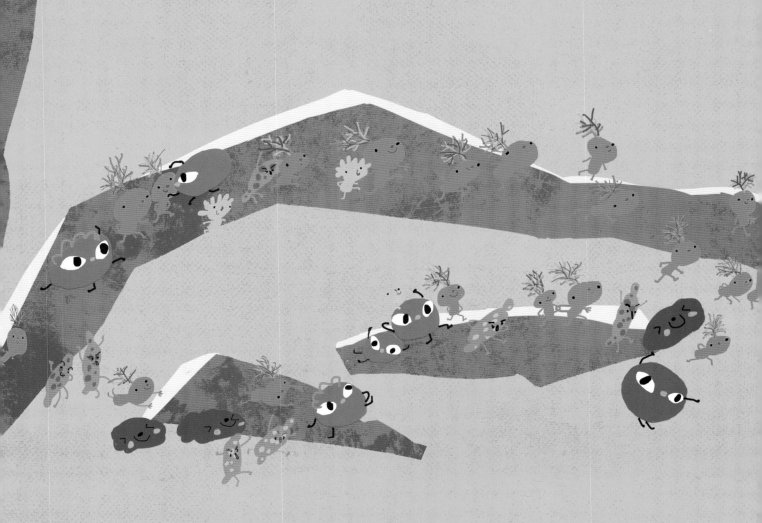

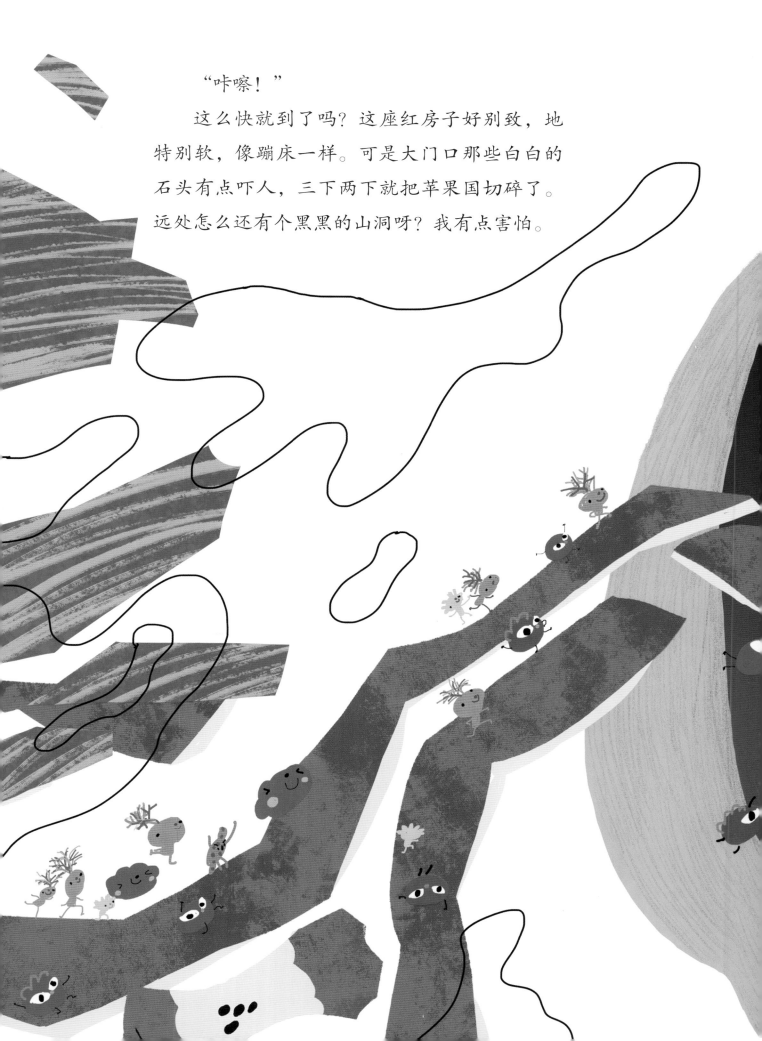

"咔嚓！"

这么快就到了吗？这座红房子好别致，地特别软，像蹦床一样。可是大门口那些白白的石头有点吓人，三下两下就把苹果国切碎了。远处怎么还有个黑黑的山洞呀？我有点害怕。

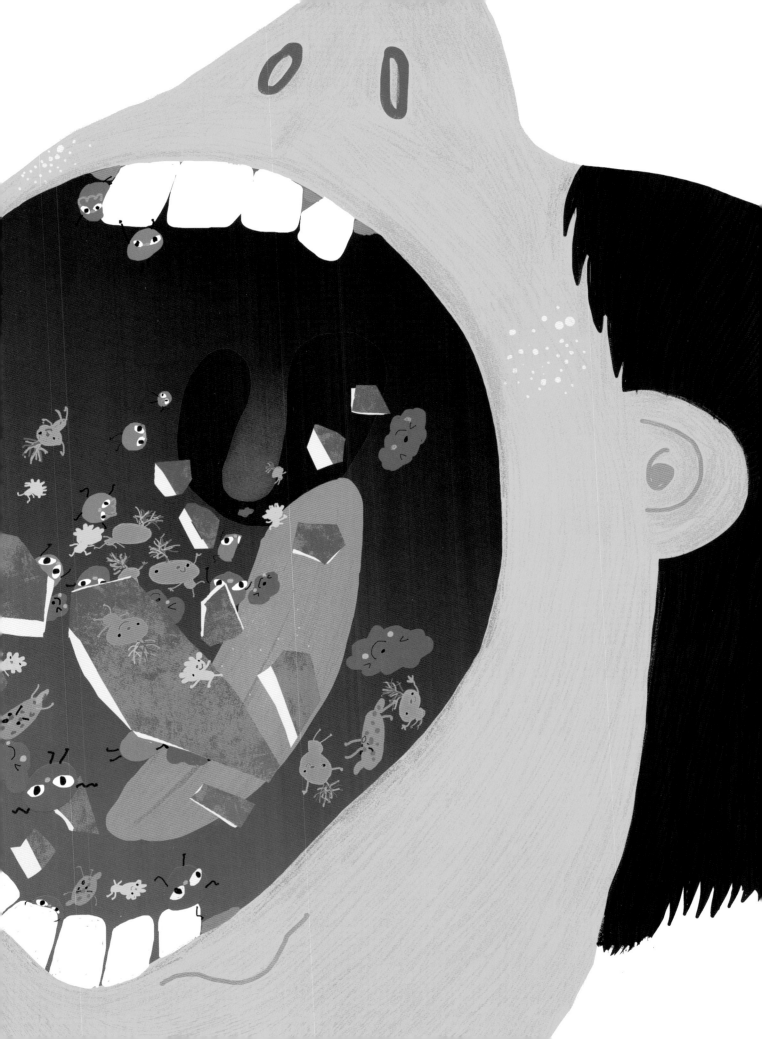

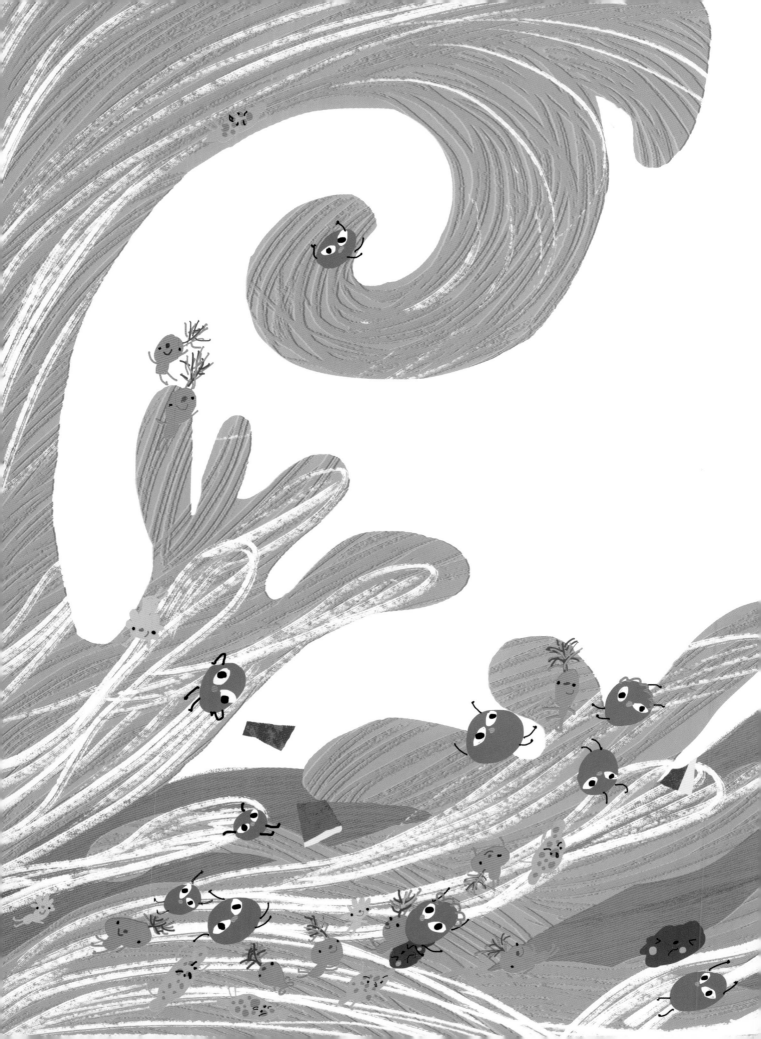

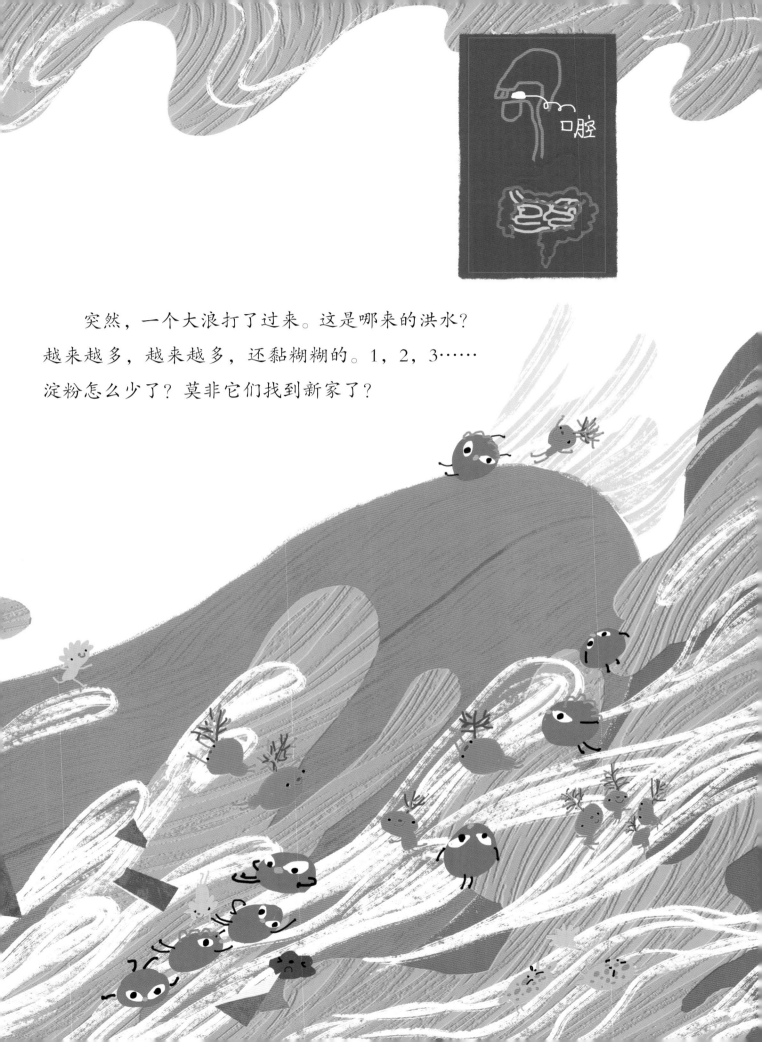

口腔

突然，一个大浪打了过来。这是哪来的洪水？
越来越多，越来越多，还黏糊糊的。1，2，3……
淀粉怎么少了？莫非它们找到新家了？

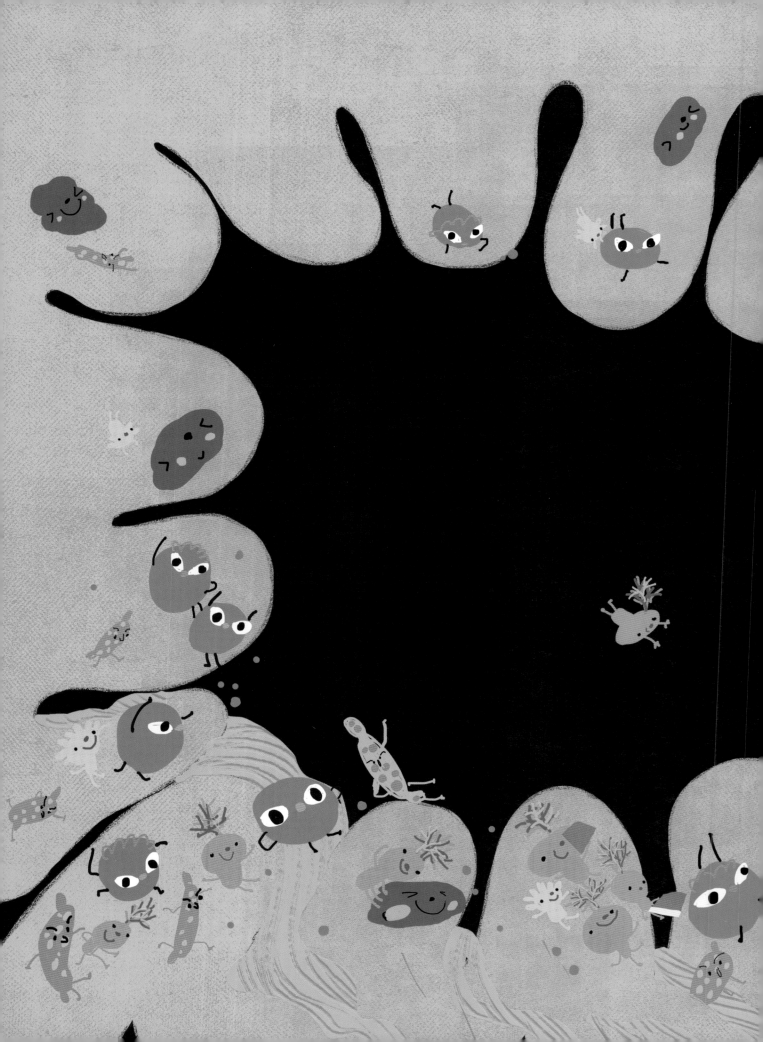

很快，我们就被大浪卷到了山洞口，洞口虽然黑黑的，
但是里面有个滑梯。或许我的新家在滑梯的那头？
"咕咚。"
我勇敢地跳上滑梯，闭着眼睛冲了下去。

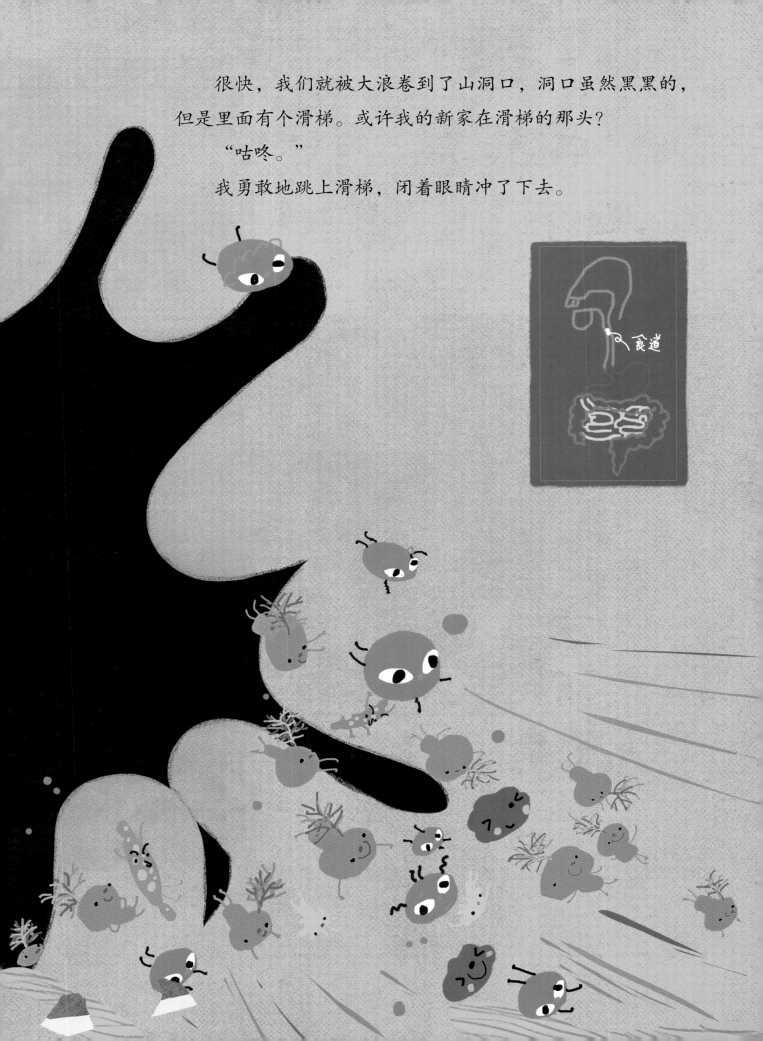

食道

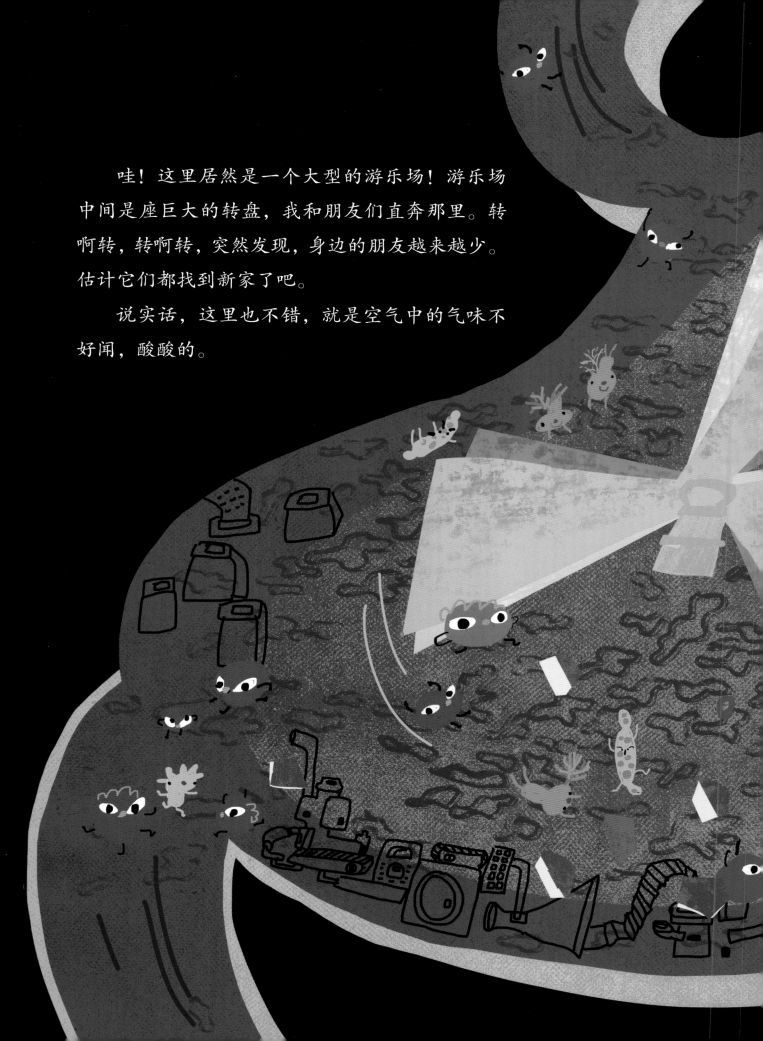

哇！这里居然是一个大型的游乐场！游乐场中间是座巨大的转盘，我和朋友们直奔那里。转啊转，转啊转，突然发现，身边的朋友越来越少。估计它们都找到新家了吧。

说实话，这里也不错，就是空气中的气味不好闻，酸酸的。

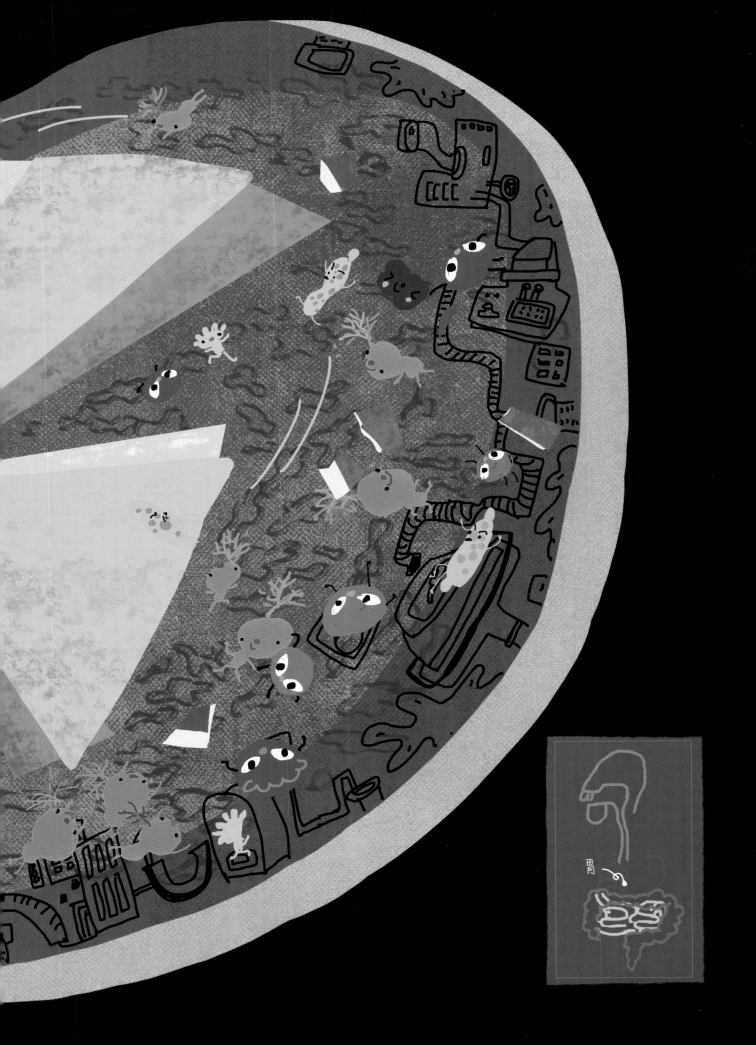

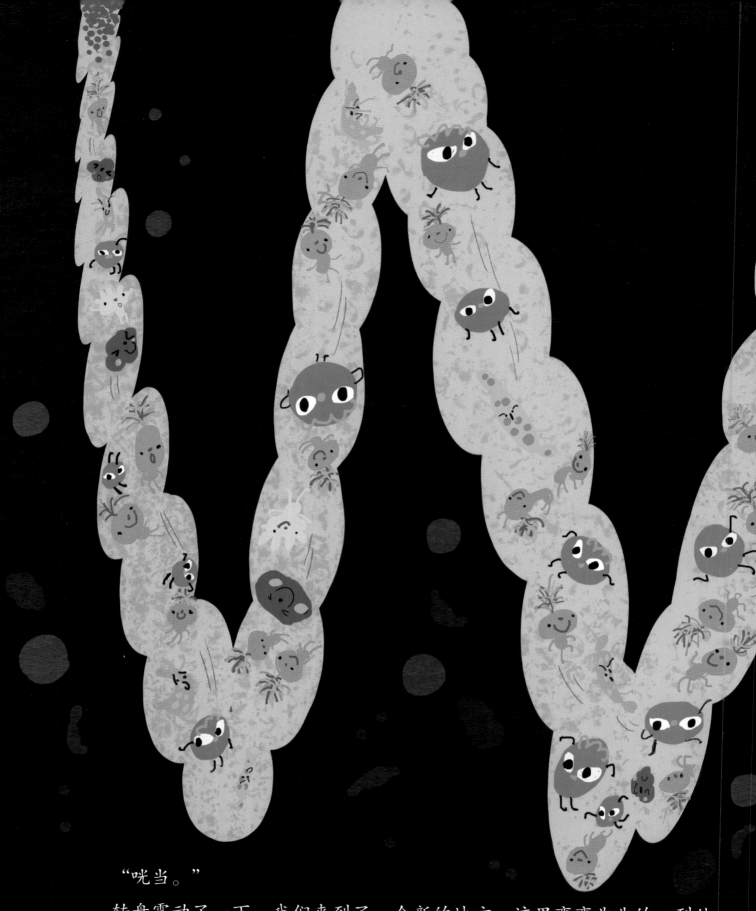

"咣当。"

转盘震动了一下，我们来到了一个新的地方。这里弯弯曲曲的，到处都黏黏糊糊的。这里的路还特别长，我们走了好久也没看到尽头。不知什么时候，营养市的蛋白质、脂肪和淀粉都不见了。它们的新家就在这里吧。

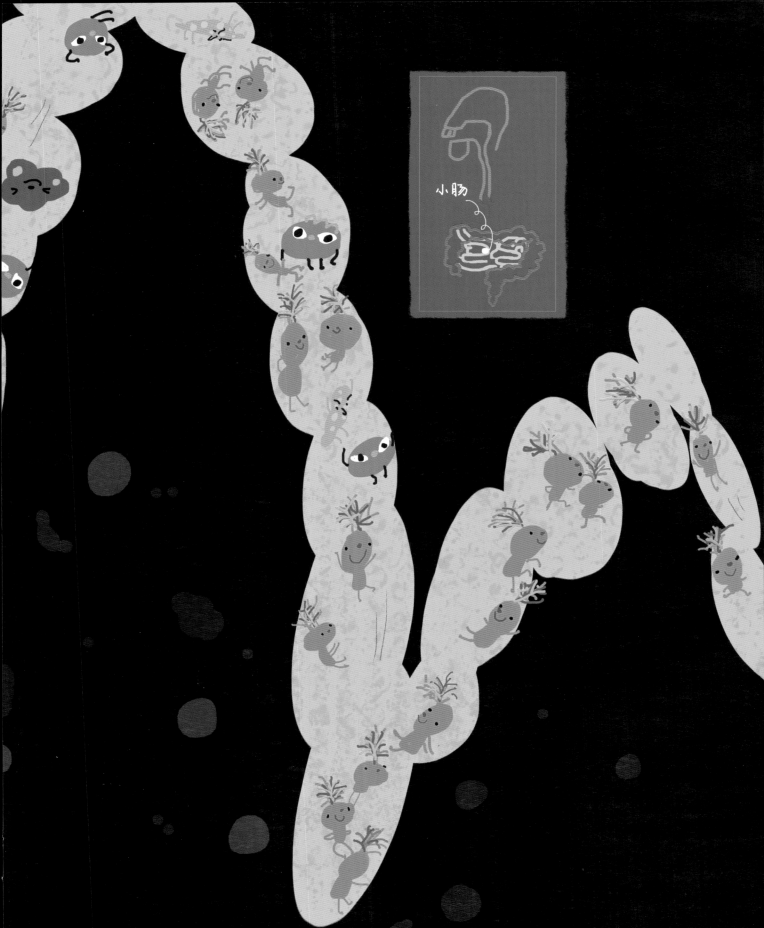

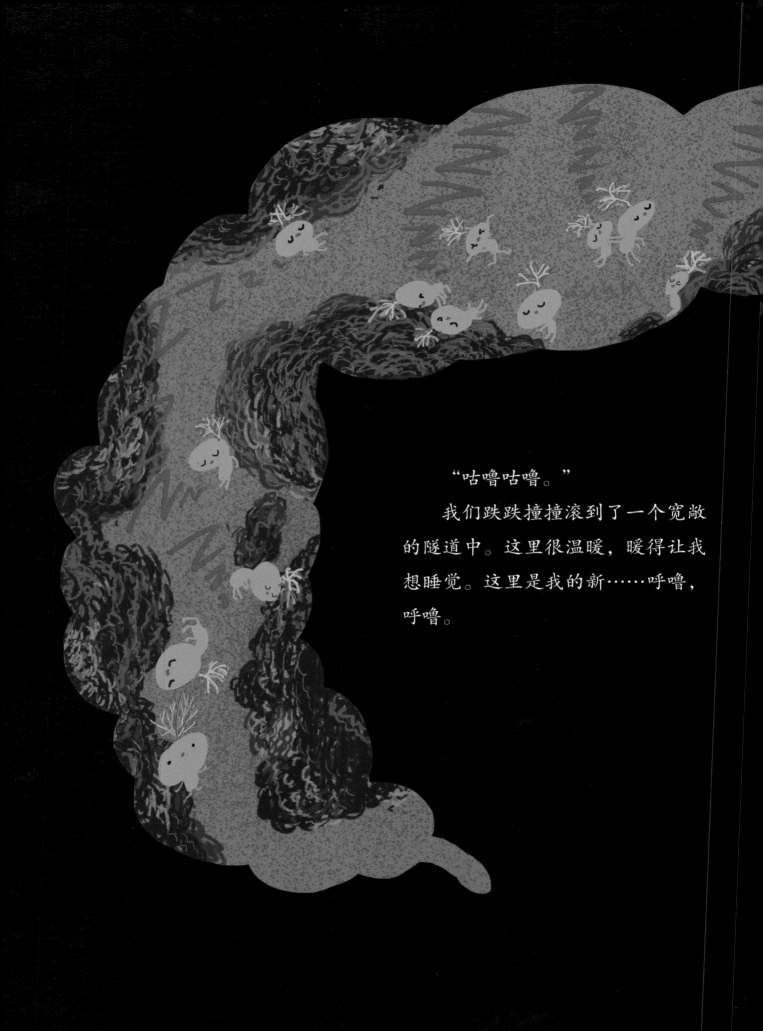

"咕噜咕噜。"

我们跌跌撞撞滚到了一个宽敞的隧道中。这里很温暖，暖得让我想睡觉。这里是我的新……呼噜，呼噜。

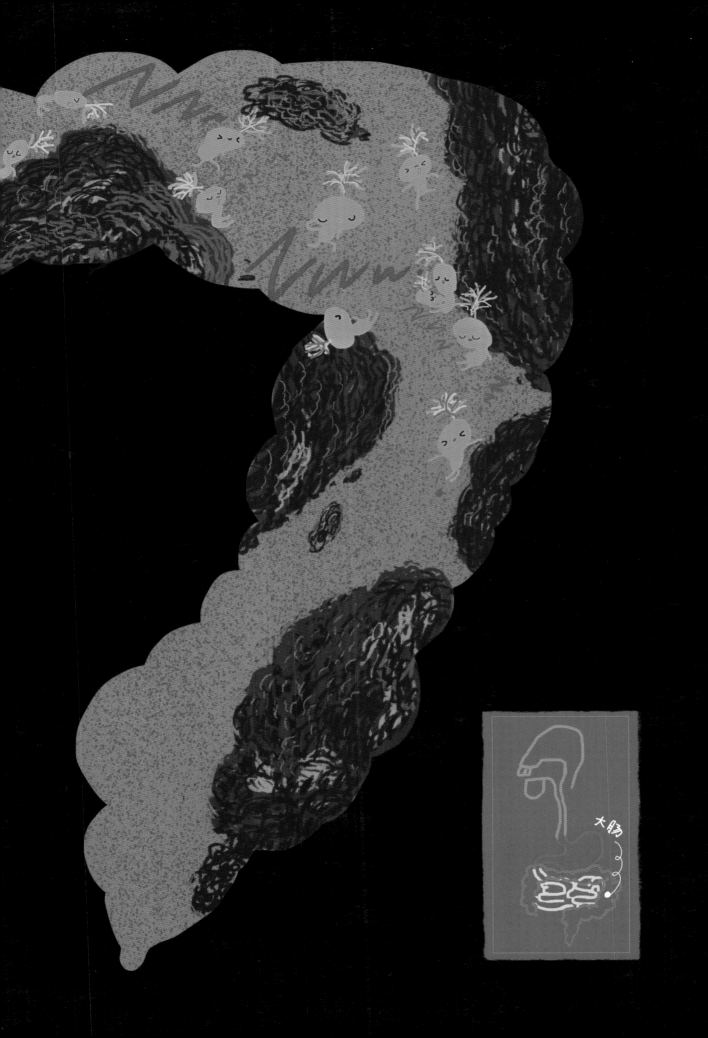

大肠

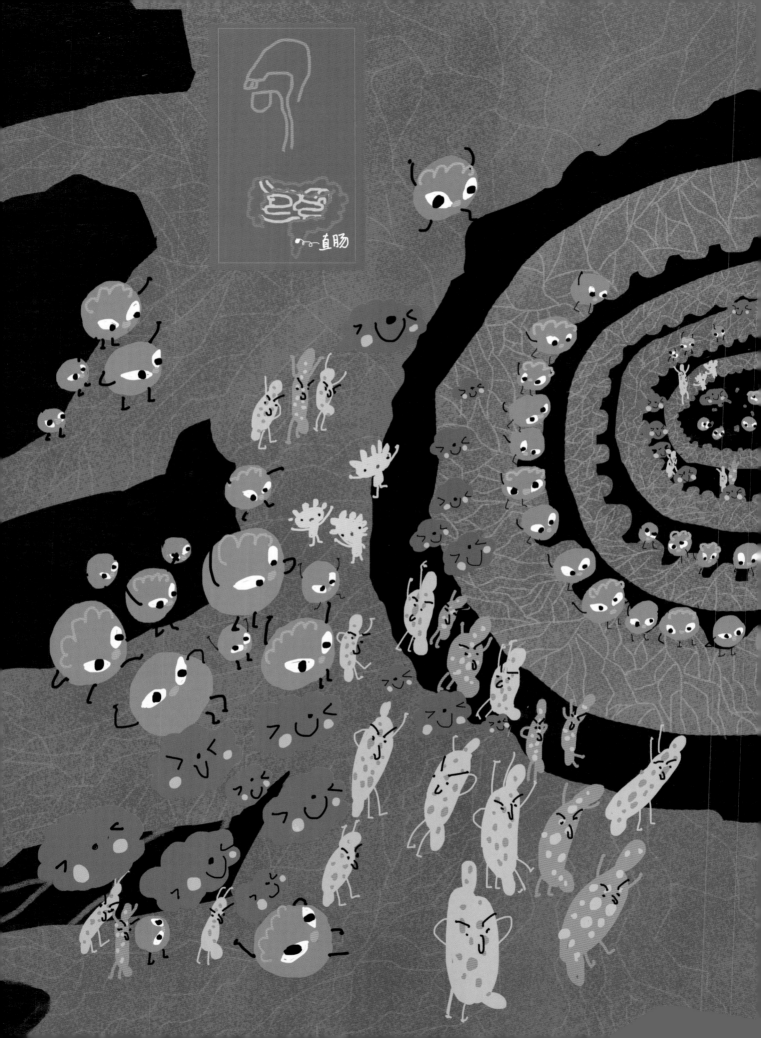

直肠

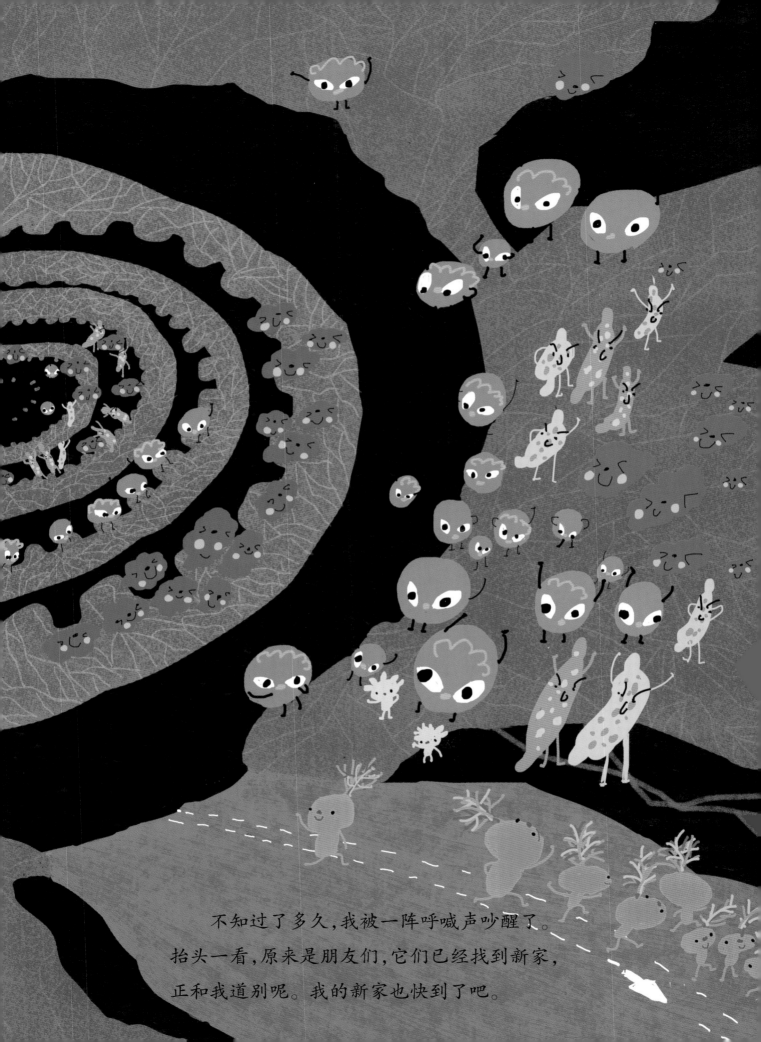

不知过了多久，我被一阵呼喊声吵醒了。
抬头一看，原来是朋友们，它们已经找到新家，
正和我道别呢。我的新家也快到了吧。

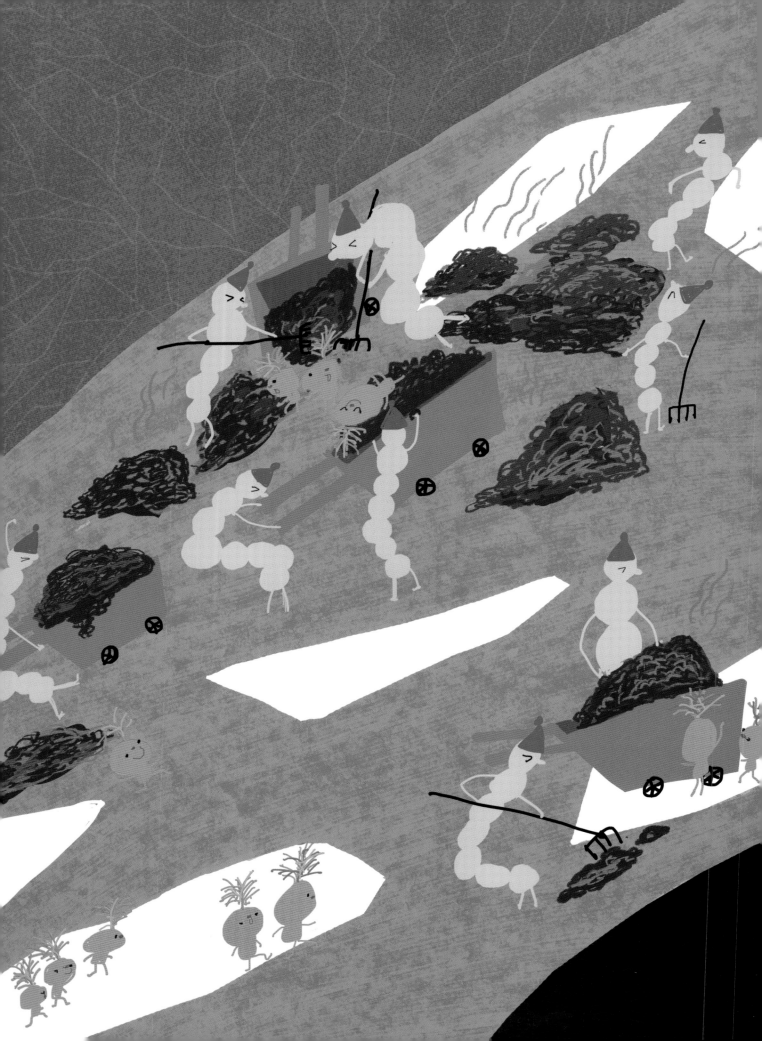

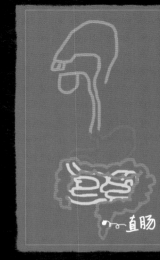

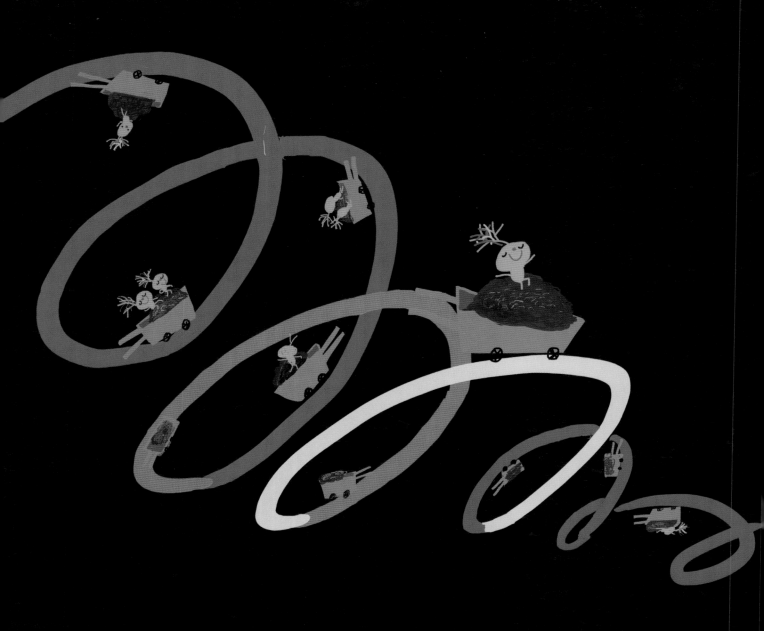

可妈妈却笑了，她说："放心吧，我们的新家不在这，在人体王国外，那里是一个特别美好的地方。其实今天我们帮助很多朋友搬家了，是不是很有意义！"

我居然还做了这么有意义的事情？我抹了抹眼泪，振作了起来。很快我们就坐上了小推车。

"新家，我来啦！"

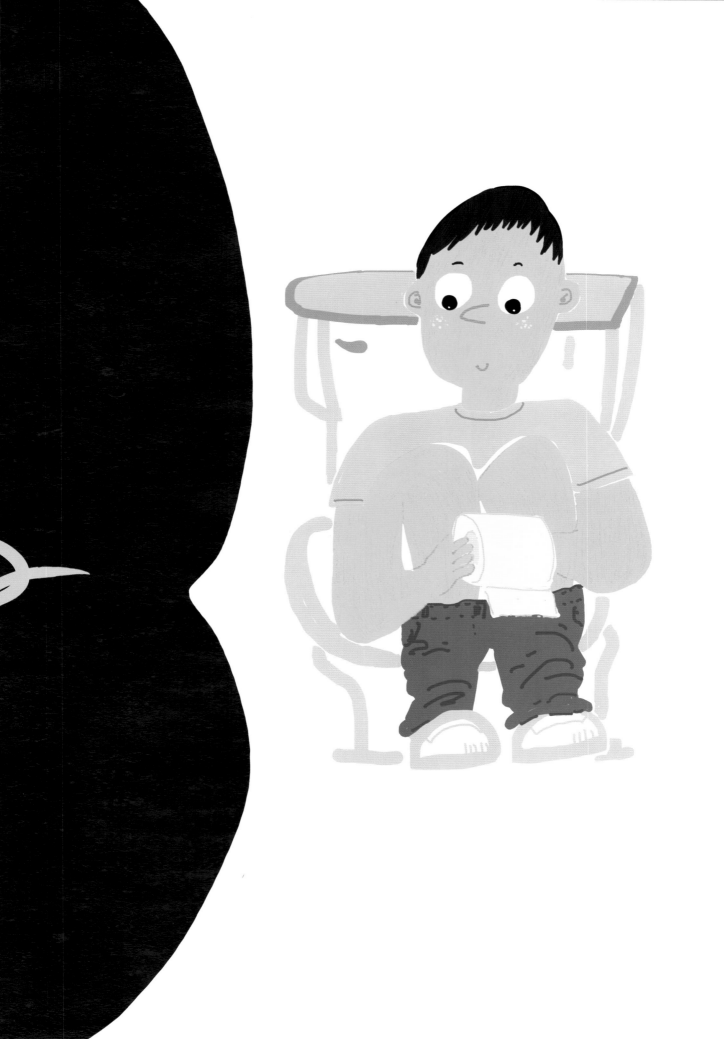

食物进入人体后会去哪些地方？

食物和唾液在我们的口腔搅拌混合，此时唾液中的淀粉酶会消化食物中的淀粉，变成小分子麦芽糖。

食物会在胃里进行一系列叫作"生理蠕动"的肌肉收缩运动，从原本的固块状磨碎成浆状物。

胃里还有一种强酸酸性的液体叫胃酸，可以分解食物。

这里是暂时储存、搅拌并分解食物的地方。

胃

食道

很多淀粉会在这里消化。

口腔

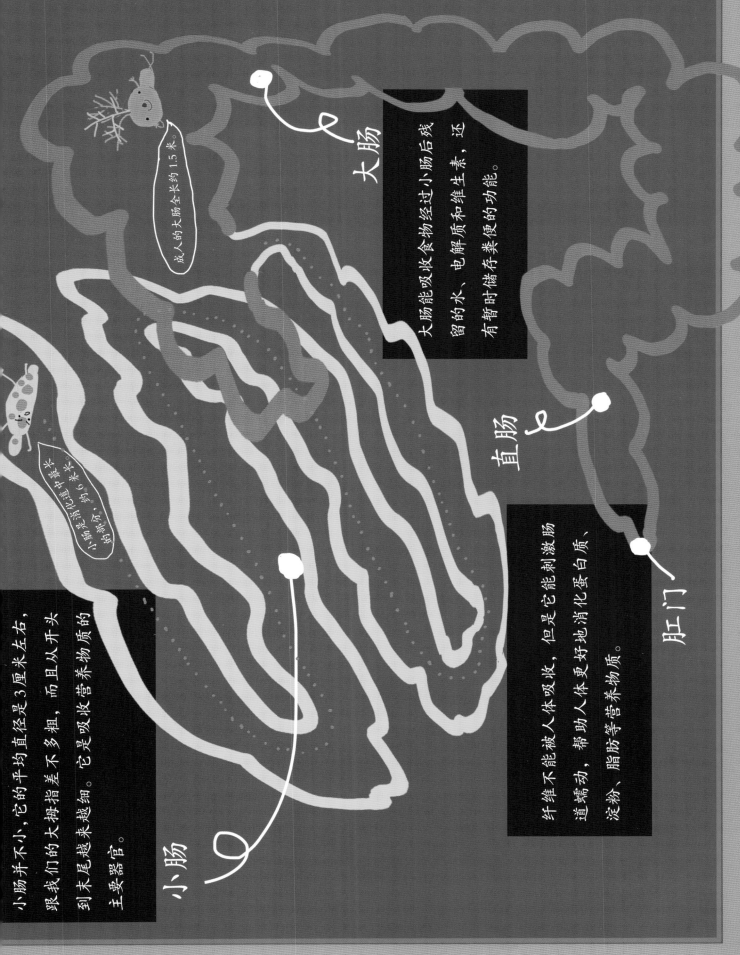

大肠

大肠能吸收食物经过小肠后残留的水、电解质和维生素，还有暂时储存粪便的功能。

直肠

纤维不能被人体吸收，但是它能刺激肠道蠕动，帮助人体更好地消化蛋白质、淀粉、脂肪等营养物质。

肛门

小肠

小肠开不小，它的平均直径是3厘米左右，跟我们的大拇指差不多粗，而且从开头到末尾越来越细。它是吸收营养物质的主要器官。

小肠是消化道中最长的部分，约6米米。

成人的大肠全长约1.5米。

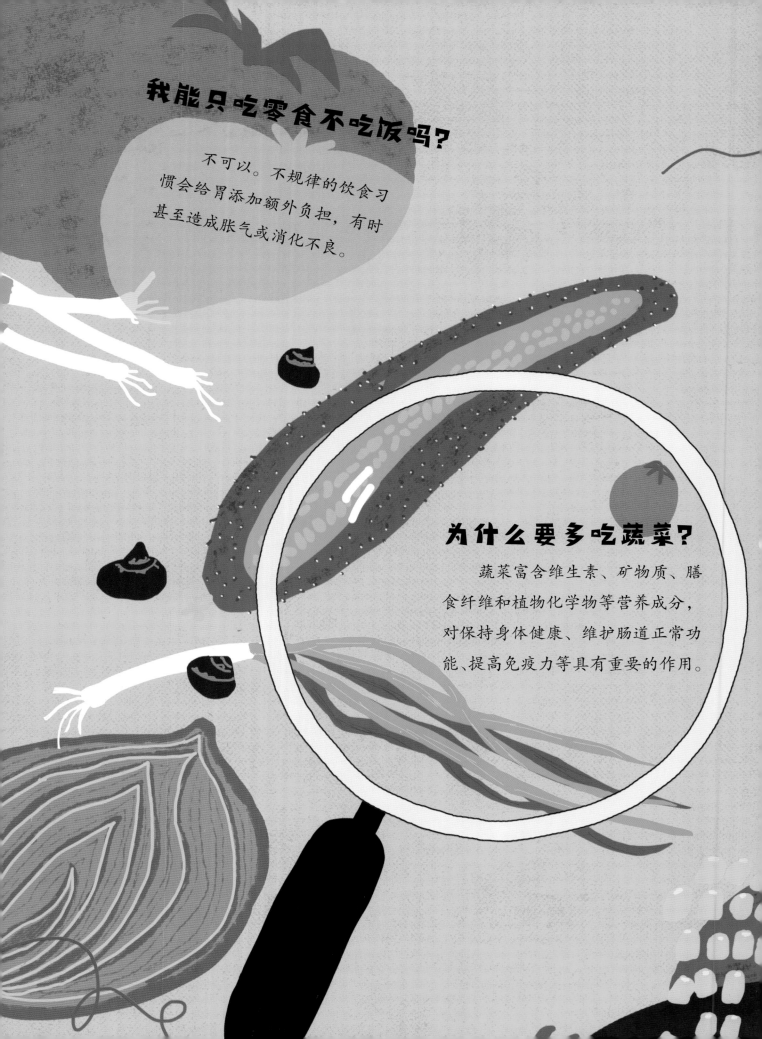

我能只吃零食不吃饭吗?

不可以。不规律的饮食习惯会给胃添加额外负担,有时甚至造成胀气或消化不良。

为什么要多吃蔬菜?

蔬菜富含维生素、矿物质、膳食纤维和植物化学物等营养成分,对保持身体健康、维护肠道正常功能、提高免疫力等具有重要的作用。

为什么吃东西要细嚼慢咽？

咀嚼能将食物磨咬成较小的尺寸，让食物能顺利地通往食道而不会噎住。另外，咀嚼也能使食物和口中富含消化酶的唾液混合，帮助吸收营养成分。

为什么不能多吃糖？

糖的热量很高，过量摄入会引起肥胖和蛀牙等问题。吃糖过多，还会让我们产生饱腹感，吃不下别的东西，这样会导致多种营养素的缺乏和营养不良。

为什么妈妈不让我多吃方便面？

方便面中加入了大量脂肪、糖及盐分，过多添加这些成分不利于消化和健康。

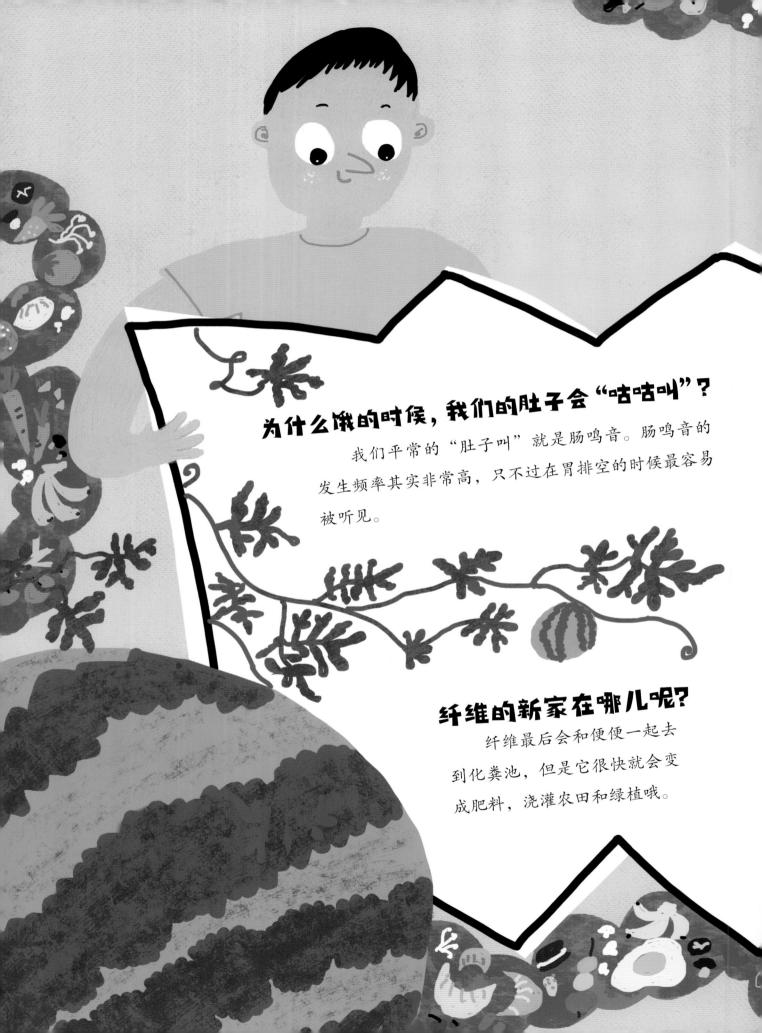

为什么饿的时候，我们的肚子会"咕咕叫"？

我们平常的"肚子叫"就是肠鸣音。肠鸣音的发生频率其实非常高，只不过在胃排空的时候最容易被听见。

纤维的新家在哪儿呢？

纤维最后会和便便一起去到化粪池，但是它很快就会变成肥料，浇灌农田和绿植哦。

不小心吞下了西瓜子，肚子里会长出西瓜吗？

不会。肠胃中的环境不适合种子萌发。西瓜子也不会被吸收，很快会被排出体外。

多喝牛奶能长高吗？

身高取决于很多因素，不能简单地说喝牛奶能长高。不过，牛奶是一种营养价值很高的食物，富含钙和维生素D。钙是人体骨骼生长的重要原材料，维生素D则能促进钙的吸收。所以，喝牛奶对长高和骨骼健康还是很有用的。

水果是吃得越多越好吗?

水果里面的糖分很多,如果吃太多会增加我们的体重,也会影响我们吃正餐。

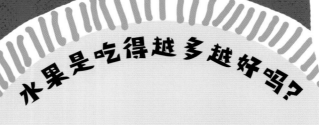

如果我不吃饭,我的胃是不是就可以休息了?

即使我们没有吃东西,胃还是会不断地工作,比如分泌胃液和蠕动等,不会完全休息。

吃太多食物会不会把胃撑破？

我们在空腹的时候，胃容量约有 50 到 100 毫升，吃撑的时候我们的胃容量可以达到 3000 毫升。胃是非常有弹性的，但也有极限。暴饮暴食有害健康，当我们吃进一定量的食物，胃肠道感觉膨胀后，大脑皮质就会发出"吃饱了"的指令，告诉我们该停止进食啦！

肚子里会长虫子吗？

有一种虫子叫蛔虫，如果我们不小心吃了不干净的带着蛔虫卵的东西，它们就会在我们的小肠里面住下。

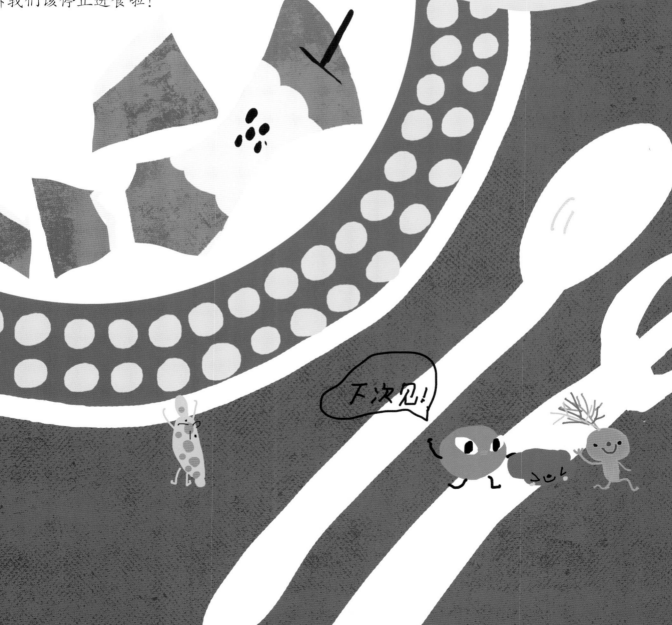

下次见！

图书在版编目（CIP）数据

食物的旅程：我们吃掉的食物去哪儿了？ / 竺映波
文；咕咚图. —上海：少年儿童出版社，2023.1
（十万个为什么. 科学绘本馆. 第一辑）
ISBN 978-7-5589-1550-5

Ⅰ. ①食… Ⅱ. ①竺… ②咕… Ⅲ. ①消化系统—儿
童读物 Ⅳ. ① R322.4-49

中国版本图书馆 CIP 数据核字（2022）第 225471 号

十万个为什么·科学绘本馆（第一辑）
食物的旅程——我们吃掉的食物去哪儿了？
竺映波 文
咕 咚 图

陈艳萍 整体设计
陈艳萍 装帧

出 版 人 冯 杰
策划编辑 王 慧
责任编辑 季文惠 江泽珍 美术编辑 陈艳萍
责任校对 沈丽蓉 技术编辑 谢立凡

出版发行 上海少年儿童出版社有限公司
地址 上海市闵行区号景路 159 弄 B 座 5-6 层 邮编 201101
印刷 深圳市福圣印刷有限公司
开本 889×1194 1/16 印张 2.25
2023 年 1 月第 1 版 2024 年 5 月第 3 次印刷
ISBN 978-7-5589-1550-5 / N·1245
定价 38.00 元